BEI GRIN MACHT SICH IHR WISSEN BEZAHLT

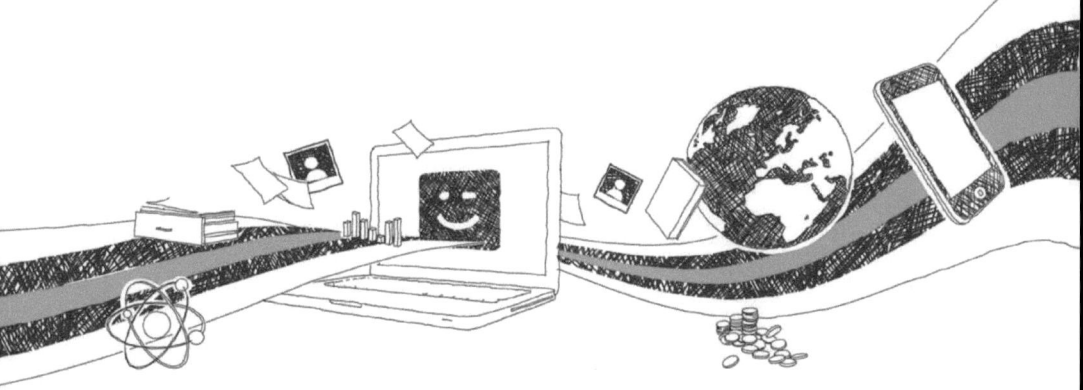

- Wir veröffentlichen Ihre Hausarbeit,
  Bachelor- und Masterarbeit

- Ihr eigenes eBook und Buch -
  weltweit in allen wichtigen Shops

- Verdienen Sie an jedem Verkauf

Jetzt bei www.GRIN.com hochladen und kostenlos publizieren

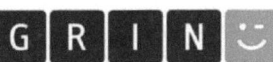

Jessika Karnaseril

Alternative Preis- und Mengensteuerungsmechanismen auf dem Pharmamarkt

GRIN Verlag

Bibliografische Information der Deutschen Nationalbibliothek:

Die Deutsche Bibliothek verzeichnet diese Publikation in der Deutschen National-
bibliografie; detaillierte bibliografische Daten sind im Internet über http://dnb.d-
nb.de/ abrufbar.

Impressum:

Copyright © 2011 GRIN Verlag GmbH
Druck und Bindung: Books on Demand GmbH, Norderstedt Germany
ISBN: 978-3-640-80025-4

Dieses Buch bei GRIN:

http://www.grin.com/de/e-book/164856/alternative-preis-und-mengensteuerungs-
mechanismen-auf-dem-pharmamarkt

GRIN - Your knowledge has value

Der GRIN Verlag publiziert seit 1998 wissenschaftliche Arbeiten von Studenten, Hochschullehrern und anderen Akademikern als eBook und gedrucktes Buch. Die Verlagswebsite www.grin.com ist die ideale Plattform zur Veröffentlichung von Hausarbeiten, Abschlussarbeiten, wissenschaftlichen Aufsätzen, Dissertationen und Fachbüchern.

Besuchen Sie uns im Internet:

http://www.grin.com/

http://www.facebook.com/grincom

http://www.twitter.com/grin_com

Universität Bayreuth

Rechts- und Wirtschaftswissenschaftliche Fakultät

Lehrstuhl für Betriebswirtschaftslehre V

Produktionswirtschaft und Industriebetriebslehre

Blockseminar zur Gesundheitsökonomie

zum Thema

„Sektoren im Gesundheitswesen und ihre Vernetzung"

im WS 2010/11

Thema 2:

Alternative Preis- und Mengensteuerungsmechanismen im deutschen Pharmamarkt

Inhaltsverzeichnis

Abbildungsverzeichnis

Abkürzungsverzeichnis

AVWG   Arzneimittelversorgungswirtschaftlichkeitsgesetz

bzw.   beziehungsweise

d. h.   das heißt

f.   folgende

ff.   fortfolgende

ggf.   gegebenenfalls

GKV   Gesetzliche Krankenversicherung

GKV- WSG   GKV- Wettbewerbsstärkungsgesetz

GRG   Gesundheitsreformgesetz

IGWiQ   Institut für Qualität und Wirtschaftlichkeit im Gesundheitswesen

MPS   Medizinisch Pharmazeutische Studiengesellschaft

Nr.   Nummer

o. V.   ohne Verfasserangabe

s.   siehe

S.   Seite

u.a.   unter anderem

usw.   und so weiter

u. U.   unter Umständen

Vgl.   Vergleiche

z. B.   zum   Beispiel

„...any policy will make some things worse and some better"

(Lipsey/ Lancaster- 1959)[1]

1. Einleitung

1.1 Problemstellung

Die Ausgaben der gesetzlichen Krankenversicherung haben sich im Zeitraum von 1977 bis 2007 mehr als verfünffacht.[2] Hierbei bilden die Ausgaben für Arzneimittel den drittgrößten Posten an den Gesamtausgaben der GKV mit einem Anteil von 16 Prozent nach Ausgaben für stationäre und ambulante Leistungen. Aufgrund der steigenden Kostenentwicklung zulasten der GKV wurde der Markt für Arzneimittel in der Vergangenheit zahlreichen Steuerungsmechanismen mit dem Ziel unterworfen, in die Dynamik der Arzneimittelausgaben einzugreifen[3]

1.2   Zielsetzung und Aufbau der Arbeit

Die vorliegende Arbeit soll die Frage beantworten, welche alternativen Preis- und Mengensteuerungsmechanismen es gibt und welche Einfluss diese auf betrachtete Marktteilnehmer haben. Im **zweiten Kapitel** werden die Besonderheiten des Pharmamarktes gegenüber anderen Verbrauchsgütermärkten herausgestellt, die eine Regulierung vonseiten des Gesetzgebers unumgänglich machen. Des Weiteren werden die Marktteilnehmer, die aufgrund der Voraussetzungen des Gesundheitswesens in einem besonderen Verhältnis stehen, nach Anbieter, Nachfrager und Zahler getrennt charakterisiert. **Im dritten Kapitel** werden sowohl Mengen- als auch Preissteuerungsmechanismen vorgestellt, die der Systematisierung in Abbildung 1 folgen und die Auswirkungen dieser Mechanismen auf die einzelnen Marktteilnehmer untersucht. Der Grund, dass es mehr Maßnahmen gibt, die am Preis ansetzen als Maßnahmen, die an dem Wettbewerbsparameter Menge ansetzen ist möglicherweise auf die nicht so großen Erfolge in der Vergangenheit zurückzuführen. An dieser Stelle wird darauf hingewiesen, dass sich nur auf ausgewählte und besonders aktuell diskutierte Preis- und Mengenmechanismen detaillierter eingegangen wird, da sonst der

---

[1]Vgl.Lipsey/Lancaster(1956),S.22.http://links.jstor.org/sici?sici=00346527%281956%2F1957%2924%3A1%3C11%3ATGTOSB%3E2.0.CO%3B2-2, [Datum des Zugriffs: 06.10.10].

[2] Vgl. Engelke (2009), S. 4.
[3] Vgl. Schulenburg u.a.(2003), S. 26.

1

vorgegebene Rahmen der Seminararbeit gesprengt worden wäre.[4] Das **letzte Kapitel** trägt nochmal alle wesentlichen Inhalte zusammen und zieht auf ein Fazit über das Ausmaß der Zielerreichung einer Kostendämpfung im Arzneimittelbereich mit den dargelegten Maßnahmen und schließt mit einem Ausblick in die zukünftigen Perspektiven des Arzneimittelmarktes und den noch zu erwartenden Entwicklungstendenzen.

Die Begriffe Pharmamarkt und Arzneimittelmarkt und die Begriffe Arzneimittel und Medikamente werden synonym verwendet. Mit dem Begriff der Hersteller ist die Arzneimittel herstellende Industrie gemeint.

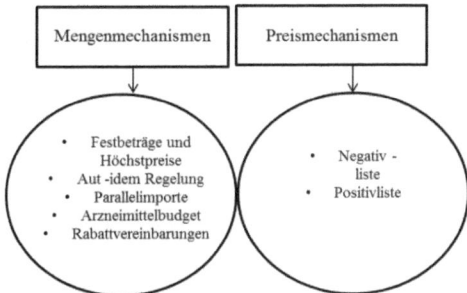

Abb.1 Darstellung von Preis- und Mengenmechanismen auf dem deutschen Arzneimittelmarkt
(Quelle: in Anlehnung an Schreyögg u.a (2004), S. 17.)

2. Der Pharmamarkt

2.1 Besonderheiten

Als wichtigste Produktionsfaktoren innerhalb des Gesundheitswesens gelten Ärzte, Arzneimittel, Pflegepersonal, physisches Kapital (z. B. Krankenhäuser) und Patienten. Ein großes Potential für Produktivitätswachstum liegt in der Wahl der Kombination der Produktionsfaktoren, die sich zum Teil substituieren lassen; z. B. kann man mit Arzneimitteln teure Leistungen (z. B. Krankenhausaufenthalte) in einem gewissen Ausmaß substituieren und damit die Produktivität im Gesundheitswesen steigern. Somit bieten Arzneimittel Möglichkeiten, diese erwünschten Substitutionswirkungen zu erzielen. und damit die Produktivität im Gesundheitswesen zu erhöhen.[5] Arzneimittel müssen aber bestimmte Voraussetzungen erfüllen, um überhaupt auf den Markt gebracht werden zu können und im

---

[4] Es werden nicht alle Regulierungsmaßnahmen aufgeführt, sondern nur die als am wichtigsten betrachteten vorgestellt. Als Hinweis dient dazu die Häufigkeit der Abhandlungen in der Fachliteratur. Die Arbeit erhebt also nicht den Anspruch einer vollständigen Aufzählung aller Regulierungsmaßnahmen.
[5] Vgl. Sutter (1983), S. 4.

weiteren Schritt von der gesetzlichen Krankenversicherung übernommen zu werden. Nach den Bestimmungen des Arzneimittelgesetzes unterteilt man Arzneimittel in apothekenpflichtige, verschreibungspflichtige und frei verkäufliche Präparate. Die ersten beiden Klassifizierungen können gemäß den sozialversicherungsrechtlichen Bestimmungen zulasten der GKV abgerechnet werden. Sie zählen zu den erstattungsfähigen Medikamenten.[6] In Abgrenzung dazu gibt es noch die nicht erstattungsfähigen Medikamente, die zum Markt der Selbstmedikation gehören.[7] Die Abgabe von apothekenpflichtigen und verschreibungspflichtigen Arzneimitteln dagegen darf ausschließlich durch Apotheken und Verschreibungspflichtige Medikamente dürfen ausschließlich vom Arzt verordnet werden.[8] Mit diesen Ausführungen wird deutlich, dass sich der Arzneimittelmarkt von anderen Verbrauchgütermärkten dadurch unterscheidet, dass er in sich kein Markt mit homogenen, austauschbaren Produkten ist, sondern nach funktionalen, therapeutischen und wettbewerbsrechtlichen Gesichtspunkten in Teilmärkte unterteilt werden kann.[9] Des Weiteren befindet sich eine Vielzahl unterschiedlicher Unternehmenstypen auf dem Arzneimittelmarkt, die sich in Umsatzgröße, vertikaler Integration, Diversifikation, Umsatzstruktur, im Ausmaß geografischer Expansion sowie in Abhängigkeit und Forschung und Entwicklung erheblich voneinander unterscheiden; z.B. unterscheidet man zwischen forschenden Unternehmen (Innovatoren) und Generikaherstellern (Imitatoren). Bei einem funktionsfähigen Marktmechanismus und einem damit einhergehenden Preiswettbewerb würde normalerweise das Zusammenspiel von Angebot und Nachfrage über den Preis und damit über den angemessenen Preis eines Produktes entschieden.[10] Durch staatliche Regulierungen werden aber übliche Mechanismen von Angebot und Nachfrage teilweise außer Kraft gesetzt und ein Wettbewerb kommt zum Erliegen.[11] Da der Arzneimittelmarkt aber stärker als andere Verbrauchsgütermärkte durch den Staat reglementiert wird, weil die Güter, die die Gesundheit des Konsumenten beeinflussen, oftmals lebensnotwendig, dringend benötigt werden und in ihrer Wirkung sowie Qualität durch die direkten Verbraucher (z.B. Patienten) kaum

---

[6] Vgl. Hummel (1999), S.16 f.

[7] Vgl. Engelke (2009), S. 90.

[8] Diese Unterteilung im Rahmen des AMG trägt der Arzneimittelsicherheit Rechnung. Es soll verhindern werden, dass durch die missbräuchliche oder fehlerhafte Anwendung Schäden hervorgerufen werden können eine Einnahme nur unter ärztlicher Beobachtung erfolgen soll. Dazu Roos (1990), S. 23.; dazu auch Engelke (2009), S. 89.

[9] Vgl. Wenzel (1986), S. 33., dazu auch Roos (1990), S. 13.

[10] Vgl. Wüstrich (1994), S. 40.

[11] Vgl. Die Funktionsfähigkeit des Wettbewerbs im deutschen Arzneimittelmarkt wird auch heute noch heftig diskutiert. Hier gibt es verschiedenen Ansichten: Fehl/ Oberender (1999), S. 67 ff., dazu auch Bever-Breitenbach (1991), S.5.

3

eingeschätzt werden können, schützen staatliche Interventionen Verbraucher vor einer preislichen Überforderung einerseits und andererseits vor den Wirkungen einer Interventionsspirale.[12] Deshalb kann auch eine preisliche Überforderung der Verbraucher einschließlich der sie vertretenden Versicherungsträger nicht ausgeschlossen werden. Daraus ergibt sich die Notwendigkeit, den Verbraucher zu schützen.[13] Zuletzt ist auszuführen, dass der Arzneimittelmarkt durch eine besondere Konstellation der Nachfrage gekennzeichnet ist, denn mit Ausnahme der Selbstmedikation ist die Kaufentscheidung des Arztes und die Verbrauchsentscheidung des Patienten voneinander entkoppelt, während die Finanzierung durch Dritte erfolgt, z. B. durch die Krankenversicherung.[14] Die Besonderheit des pharmazeutischen Marktes lässt sich zusammenfassen als eine große Anzahl an Unternehmenstypen, eine Dreiteilung der Nachfrage und die Notwendigkeit regulatorischer Maßnahmen.[15]

2.2 Marktteilnehmer

2.2.1 Anbieter- Hersteller, Apotheken

Allgemein sind Erforschung und die Entwicklung eines neuen Arzneimittels zeitaufwendig und kostenintensiv. Bis zur endgültigen Marktzulassung benötigt man für die Entwicklung eines neuen Produktes durchschnittlich 12 Jahre. Es entstehen Kosten bis zu 800 Millionen US$.[16] Man unterscheidet bei Herstellern zwischen forschenden Arzneimittelherstellern und Generikaherstellern. Die Generikahersteller (Imitatoren) profitieren von den Forschungsresultaten der Innovatoren (forschende Arzneimittelhersteller). Generikahersteller können im Vorfeld der Zulassung im Vergleich zum Hersteller des Originalpräparates wesentlich kostengünstiger produzieren, weil sie weder für Forschung und Entwicklung noch in den Prozess der klinischen Untersuchungen Geld investieren müssen.[17] Um aber den Innovatoren einen Anreiz für die Entwicklung und Forschung neuer Medikamente zu geben, gibt es Patente und weitere Schutzrechte für Arzneimittel, die dem Erfinder die Exklusivität für die Vermarktung seiner Erfindung zusichert.[18] Wenn das Patent abgelaufen ist, darf das Medikament von Generikaherstellern kopiert werden, die der Zulassungsbehörde lediglich

---

[12] Vgl. Gottschalk (2006), S. 1, dazu auch Fehl/ Oberender (1999), S. 67ff.; Bever- Breitenbach (1991), S.5.
[13] Vgl. Ruhr (1978), S. 10.; dazu auch Berger (1974), S. 17.
[14] Vgl. Wenzel (1986), S. 34.
[15] Vgl. Bever-Breitenbach (1991), S. 6.
[16] Vgl. Engelke (2009), S. 109.
[17] Vgl. Sutter (1983), S. 12 f.
[18] Die durchschnittliche Patentverwertungszeit beträgt lediglich 10 Jahre, da die Patentanmeldung bereits nach der Entwicklung des Wirkstoffes erfolgt, bis zur Marktzulassung aber aufgrund von Tests und Prüfungen weitere 10-12 Jahre vergehen.

beweisen müssen, dass das von ihnen hergestellte Produkt die gleichen pharmakologischen Eigenschaften wie das Originalpräparat besitzt. Konnten die Innovatoren vor Patentablauf die Preise noch selbstständig festsetzen, zwingt sie nach Patentablauf der Wettbewerb mit den Generikaherstellern dazu, den Preis auf Wettbewerbsniveau abzusenken. Das bedeutet, dass die Produkte sich innerhalb der Patentschutzzeit amortisieren müssen oder Umsatzeinbußen infolge von Patentabläufen durch Neuentwicklungen kompensiert werden müssen.[19] Bisher unterliegen die Arzneimittelhersteller keiner direkten staatlichen Preisbindung. Sie können den Preis ihrer Produkte- abgesehen von möglichen Marktzwängen- grundsätzlich frei bestimmen.[20]

Die von Gesetzes wegen her primäre Aufgabe der Apotheken hingegen ist die „Sicherstellung einer ordnungsgemäßen Arzneimittelversorgung der Bevölkerung" und insbesondere die Entwicklung, Herstellung, Prüfung, und Abgabe von Arzneimitteln.[21] Die besondere Bedeutung der Apotheken im Arzneimittelmarkt resultiert aus der staatlichen Vertriebsbindung in Form der Apothekenpflicht. Das bedeutet, dass die Abgabe von Arzneimitteln nach dem Gesetz den Apotheken vorbehalten ist.[22] Apotheken nehmen daher eine Monopolstellung in der öffentlichen Arzneimittelversorgung ein.[23] Einfluss hat die Apotheke auf die Absatzmenge im Bereich der Selbstmedikation, während der Großteil der Nachfrage vom Verordnungsverhalten der Ärzte abhängig ist. Auch der Apothekenabgabepreis ist gesetzlich festgeschrieben, lediglich die Preise für nicht verschreibungspflichtige Medikamente sind seit 2004 freigegeben.[24] Die Handelsspanne ist die Differenz zwischen dem Einkaufs- und dem Apothekenabgabepreis. Sie ist über die Bestimmung der Arzneipreisverordnung (AMPreisV) gesetzlich geregelt, dennoch hat der Apotheker zwei Möglichkeiten der mittelbaren Einflussnahme auf die Handelsspanne und damit auf sein Einkommen. Diese werden auch in der aktuellen Diskussion aufgegriffen. Der Wettbewerb der Apotheken erstreckt sich daher heute in erster Linie auf die Tiefe und Breite des Sortiments, die Beratung der Verbraucher- besonders bei over- the counter- Produkten, und auf den Standort.

---

[19] Vgl. Engelke (2009), S. 109 f.
[20] Vgl. Hummel (1999), S. 18.
[21] Vgl. Engelke (2009), S.163.
[22] Eine Ausnahme stellt hier lediglich der Over- the- Counter (OTC) dar. Da sich im Rahmen dieser Arbeit nur auf den Verordnungsmarkt konzentriert wird, spielen der Selbstmedikationsmarkt und die dort vorherrschenden Bedingungen nur eine untergeordnete Rolle.
[23] Vgl. Bever- Breitenbach (1991), S. 16.
[24] Vgl. Engelke (2009), S. 176.

2.2.2 Nachfrager- Ärzte und Patienten

Der Arzt nimmt sowohl die Rolle des Anbieters als auch des Nachfragers ein. Zum einen ist der Patient aufgrund fehlender Fachkompetenz bei der Bestimmung der Art und des Umfang seiner Nachfrage auf den Rat des Arztes angewiesen- dieser bestimmt welches Angebot der Patient in Anspruch nimmt. Diese Abhängigkeit des Patienten wiederum ermöglicht dem Arzt die Art und Menge der Nachfrage nach medizinischen Leistungen über das medizinisch notwendige Maß hinaus auszuweiten.[25] Je mehr Leistungen er zulasten der GKV verordnete desto mehr konnte er sein Honorar erhöhen. In den letzten Jahren ging man deshalb dazu über Arzneimittelbudgets festzusetzen.[26]

Das alleinige Recht, Rezepte auszustellen, stellt ein wichtiges Instrument dar, um Patienten zu gewinnen und längerfristig zu binden. Ein großzügiges Verordnungsverhalten kann somit die Patientenbindung und damit auch direkt die Verdienstmöglichkeiten des Arztes erhöhen.[27] Somit wird deutlich, dass ein gesundheitsökonomisches wie auch gesundheitspolitisches Interesse besteht, das Verhalten des Arztes zu steuern, damit er die Interessen seiner Patienten wahrnimmt und die knappen Ressourcen im Gesundheitssystem wirtschaftlich einsetzt. Ansatzpunkt einer solchen Steuerung ist zumeist die Ausgestaltung des Vergütungssystems, weil damit nicht nur das Einkommen des Arztes determiniert wird, sondern auch Auswirkungen auf die Menge und Qualität seiner Leistungen erzeugt werden können.[28] Das Verhalten der Patienten ist primär von der Empfehlung seines Arztes geprägt. Das bedeutet aber nicht, dass der Patient seine Konsumentensouveränität vollkommen aufgibt. Neben der ärztlichen Empfehlung kann er bei Vorliegen von Beschwerden immer noch selbst entscheiden, ob er wartet, bis sich sein Gesundheitszustand wieder von selbst verbessert, ob er in die Apotheke geht und ein bekanntes rezeptfreies Präparat kauft oder sich vom Apotheker ein Präparat empfehlen lässt. Darüber hinaus muss der Patient, damit eine medizinische Therapie auch die gewünschten Erfolge erzielt, zu einem gewissen Grad kooperieren. Der Erfolg einer Therapie kann nur vollständig erfolgen wenn einerseits die Verhaltensempfehlungen des Arztes berücksichtigt und zum anderen die verordneten Medikamente der ärztlichen Empfehlung entsprechend eingenommen werden.[29] Zuletzt muss aber auch auf das Moral Hazard- Verhalten des Patienten eingegangen werden, um das

---

[25] Vgl. Engelke (2009), S. 139.
[26] Vgl. Kap. 3.2.4
[27] Vgl. Engelke (2009), S. 152.
[28] Vgl. ebenda (2009), S. 128.
[29] Vgl. ebenda (2009), S. 205.

Verhalten des Patienten verstehen zu können, denn durch die Krankheitskosten-Vollversicherung hat der Versicherte keinerlei Anreiz für eine gesunde Lebensführung mit der Folge, dass das Krankheitsrisiko steigt. Für die Versicherung bedeutet dieses Verhalten eine Leistungsausweitung und damit eine größere Leistungsinanspruchnahme des Versicherten.[30]

2.2.3 Zahler- Krankenkassen

Die gesetzliche Krankenversicherung ist der wichtigste Träger der finanziellen Absicherung des Krankheitsrisikos in Deutschland.[31] Als zentraler Akteur im Gesundheitswesen hat die GKV Beziehungen zu allen Marktteilnehmern. Sie ist zum einen Dienstleister der Versicherten und Patienten, Einzugsstelle des Gesamtsozialversicherungsbetrages für die Arbeitgeber und Kostenträger medizinischer Leistungen für die Leistungserbringer und Empfänger.[32] Eine Leistungsart der Krankenversicherung ist die Finanzierung verordneter Arzneimittel. Die Finanzierung erfolgt nach dem Solidaritätsprinzip und dem Sachleistungsprinzip.[33] Diese beiden Prinzipien sind meist auch die Treiber für die angebotsinduzierte Nachfrage und Moral Hazard aufseiten der Ärzte und Patienten. Der gesetzliche Auftrag der GKV ist es, die Gesundheit seiner Mitglieder zu erhalten, wiederherzustellen oder ihren Gesundheitszustand zu verbessern. Hierzu hat sie unter Beachtung des Wirtschaftlichkeitsgebotes die Aufgabe, darauf zu achten, dass Leistungen wirksam und wirtschaftlich erbracht werden und somit nur im notwendigen Maß von den Marktteilnehmern in Anspruch genommen werden.

3.   Auswirkungen auf die Marktteilnehmer

Aufgrund der Besonderheiten auf dem Pharmamarkt bestehen Steuerungs- und Finanzierungsdefizite. Ziel von Steuerungsmechanismen aufseiten der Nachfrager ist es, diese Defizite so zu mildern oder zu korrigieren, dass ein Zusammenhang zwischen Leistungsinanspruchnahme im Versicherungsfall und dem Preis der Leistung hergestellt wird. Die Nachfrager müssen den Eindruck gewinnen, dass die Leistungen im Versicherungsfall nicht zum Nulltarif zu haben sind und ein Kostenbewusstsein entwickeln, das ihr Nachfrageverhalten beeinflusst.[34] Ziel aufseiten der Anbieter ist es, durch einen erzwungenen Preiswettbewerb überhöhte Gewinne bei den Arzneimittelherstellern zu verhindern, eine

---

[30] Vgl. MPS (1990), S. 10.
[31] Vgl. Engelke (2009), S. 210.
[32] Vgl. Engelke (2009), S. 12.
[33]Nach dem Solidaritätsprinzip hat der Versicherte unabhängig von seinem Einkommen Anspruch auf Leistungen der GKV und das Sachleistungsprinzip besagt, dass die Gesundheitsleistungen nicht monetär, sondern gegen ein Rezept beim Apotheker eingeholt werden können. Vgl. Roos (1990), S. 21.
[34] Vgl. MPS (1990), S. 11.

willkürliche Preisbildung von Medikamenten zu unterbinden und das Angebotsverhalten zu beeinflusst.[35] Hierzu setzt der Gesetzgeber Mechanismen ein, die an den Wettbewerbsparametern Preis und Menge ansetzen. Hieraus ergeben sich verschiedene Auswirkungen auf das Verhalten der Marktteilnehmer.

3.1 Mengensteuerungen

3.1.1 Negativlisten
Die Negativlisten bestimmt Arzneimittel, die von der Erstattungsfähigkeit durch die GKV ausgeschlossen sind und deren Nutzen nicht nachgewiesen ist.[36] Demzufolge handelt es sich dabei in erster Linie um Bagatellarzneimittel.[37] Durch die Negativliste wurde eine Marktbereinigung um ca. 6700 Präparate erreicht, diese empfanden die Ärzte als längst fällig.[38] Die kostendämpfende Wirkung der Negativlisten hielt aber nicht lange an. Grund dafür war, dass letztendlich die Hälfte der ausgegrenzten Arzneimittel von den Versicherten gekauft wurde. Damit wurde lediglich die Last von der Versicherung zum Versicherten verschoben. Außerdem nahmen die Verordnungen zu stärker wirksamen Arzneimitteln zu, da diese nicht in der Negativliste enthalten waren.[39] Des Weiteren kritisierte man dass sie den Ärzten weder zu einem rationaleren Verordnungsverhalten verhalf noch diente sie der Erleichterung der Budgeteinhaltung. Grund hierfür war, dass die in der Liste aufgeführten Arzneimittel, bereits negativ monografiert waren, damit in ihrer Wirkung umstritten und somit von vornherein selten von den Ärzten verschrieben wurden.

3.1.2 Positivlisten
Bei der Positivliste, handelt es sich um eine Auflistung von verordnungsfähigen Arzneimitteln, deren Kosten von der GKV erstattet werden. Für Arzneimittelunternehmen, deren Produkte in der Positivliste aufgeführt sind, bedeutet das, dass diese neben der allgemeinen Marktzulassung ein zweites Zulassungsverfahren für den vom sozialen Gesundheitssystem abgedeckten Markt durchlaufen müssen. Die Patienten müssen für Produkte, die nicht auf dieser Liste stehen selbst aufkommen. Die Positivliste setze sich aber nicht durch. Nach mehreren misslungenen Versuchen einer Einführung von Positivlisten

---

[35] Vgl. Schryögg (2004), S. 18.
[36] Vgl. Kietzmann (2010), http://www.apotheke-adhoc.de/Nachrichten/Politik/12287.html , [Datum des Zugriffs: 08.10.10].
[37] Bagatellarzneimittel sind Arzneimittel „die „üblicherweise bei geringfügigen Gesundheitsstörungen verordnet werden" und unwirtschaftliche Arzneimittel, die „für das Therapieziel oder zur Minderung von Risiken nicht erforderliche Bestandteile enthalten oder deren Wirkung wegen der Vielzahl der enthaltenen Wirkstoffe nicht mit ausreichender Sicherheit beurteilt werden können. Vgl. Boom (1993), S. 48f.
[38] Vgl. Rieser, (2000), http://www.aerzteblatt.de/archiv/24277/, [Datum des Zugriffs: 08.10.10].
[39] Vgl. Li- Fang Chou (1993), S. 48.

durch die Regierung wurde sie 2003 durch alternative Maßnahmen des GMG kompensiert. Bei beiden Listen handelt es sich um eine Art der Nutzenbewertung auf Basis pharmakologischer Eigenschaften.[40] Beide Listen galten als innovations- und wettbewerbshemmend. Alles in allem führten die Listen nicht zu mehr Qualität und Effizienz in der Arzneimittelversorgung, da diese von der Verordnungsqualität des Arztes und der Anwendungsqualität des Patienten abhängt. Auf der einen Seite erleichterte die Positivliste den Ärzten die Entscheidung für ein Medikament, weil er nicht mehr gezwungen war den Überblick über alle Arzneimittel für seine festgestellten Indikationen zu behalten. Auf der anderen Seite schränkte es aber damit seine Therapiefreiheit ein.[41].

3.2 Preissteuerungen

3.2.1 Zuzahlungen

Die Eigenverantwortung rückt in den letzten Jahren in den Diskussionen um Kostendämpfung im Gesundheitswesen in den Vordergrund. Die Selbstbeteiligung wird in diesem Zusammenhang als Ausdruck der Eigenverantwortung angesehen.[42] Bei Selbstbeteiligungen im Gesundheitswesen handelt es sich um einen „leistungsbezogenen finanziellen Eigenanteil (Zuzahlungen) des Patienten beim Kauf oder bei der Inanspruchnahme von Gesundheitsgütern und -dienstleistungen". Durch Selbstbeteiligung soll das Kostenbewusstsein erhöht werden und dadurch eine Verminderung der Nachfrage nach Gesundheitsleistung erreicht werden, um die Krankenkasse auf diesem Wege zu entlasten.[43] Des Weiteren sollte dem Phänomen des Moral Hazard eingedämmt werden.[44]

Eines der gängigsten Formen der Selbstbeteiligung in der GKV ist die Idemnitätsregelung. Kennzeichnend für die Indemnitätsregelung ist die Übertragung des Preisrisikos auf den Versicherungsnehmer. Fallen die Kosten der Leistungsinanspruchnahme geringer aus als der angesetzte Betrag, bleibt die Inanspruchnahme aufzahlungsfrei, liegen die Kosten jedoch oberhalb des Festbetrages, muss der Versicherte die verbleibende Differenz selber tragen. Die Idemnitätsregelung liefert damit Anreize zur Wahl preisgünstiger Versorgungsformen und erfüllt auf diese Weise das Finanzierungs- und Steuerungsziel. Beispiel hierzu sind die **Arzneimittelfestbeträge**.[45]

---

[40] Vgl. Engelke (2009), S. 316.
[41] Vgl. Li -Fang Chou (1993), S. 51.
[42] Vgl. Engelke (2009), S. 239 ff.
[43] Vgl. Li- Fang Chou (1993), S. 40 f.
[44] Vgl. Schreyögg (2010), S. 18.
[45] Vgl. Engelke (2009), S. 245 ff.

3.2.1.1 Festbeträge

Hierbei werden Arzneimittel mit denselben und vergleichbaren Wirkstoffen in Gruppen zusammengefasst, um dann für jede Gruppe einen einheitlichen Erstattungsbeitrag festzusetzen.[46] Bei Arzneimitteln, deren Marktpreis über dem Festbetrag liegt, hat der Versicherte die Differenz zu tragen. Mit der Neuregelung im Rahmen des AVWG können die Krankenkassen zukünftig Arzneimittel von der Zuzahlung befreien, wenn der Preis des Medikaments mindestens 30 Prozent unterhalb des Festbetrags liegt.[47] Des Weiteren werden diejenigen Medikamente, die eine therapeutische Verbesserung darstellen, von Festbeträgen freigestellt. Für Patienten bedeutet diese Neuregelung, dass sie so einen Anreiz erhalten, bei ihrem Arzt auf die Verordnung eines solchen preisgünstigen Medikaments zu bestehen was indirekt auch den Arzt dazu zwang den Wünschen seines Patienten zu entsprechen, um dieses nicht zu verlieren. Zudem erreichte man mit dieser Regelung eine Erhöhung des Marktanteils der von Zuzahlungen befreiten Arzneimittel. Die Krankenkassen als Finanzierer wiederum können durch die Rabattverträge mit den Herstellern die Mehrkosten der Versicherten für Medikamente senken, deren Preis über dem Festbetrag liegt.[48] Zusätzlich kann diese Befreiungsmöglichkeit auch für die Arzneimittelhersteller einen Anreiz darstellen, den Preis des eigenen Produktes mindestens 30% unterhalb des Festbetrages festzusetzen.[49] Zu unterscheiden ist aber an dieser Stelle, ob es sich bei dem Hersteller um Generika- oder Originalhersteller handelt, da diese je nach Herstellertyp verschiedene Strategien verfolgen. Da patentgeschützte Arzneimittel von der Gruppierung nach Festbeträgen befreit sind, handelt es sich lediglich um einen Wettbewerb unter den Arzneimitteln, deren Patent bereits abgelaufen ist. Läuft das Patent des Originalanbieters ab, eröffnet sich für die Konkurrenzanbieter die Chance, Gewinn abzuschöpfen. Wie der Generikahersteller sich verhält hängt im Wesentlichen von der Preispolitik des Originalherstellers ab. Senkt der Originalhersteller den Preis auf den Festbetrag haben die Patienten bei erstattungsfähigen Präparaten allenfalls aufgrund der prozentual am Apothekenverkaufspreis bemessenen Arzneimittelzuzahlung einen Anreiz, das Original durch ein Generikum zu substituieren. Liegt der Preis oberhalb des Festbetrages, resultiert das Interesse des Patienten, zu einem Generikum zu wechseln, allein daraus, dass er versucht die festbetragsbedingte Aufzahlung zu

---

[46] Arzneimittel, für die ein solcher Festbetrag festgesetzt werden konnte, sind Arzneimittel mit pharmakologisch-therapeutisch vergleichbaren Wirkstoffen (Stufe 1), Arzneimittel mit chemisch verwandten Stoffen (Stufe 2) und Arzneimittel mit therapeutisch vergleichbarer Wirkung, insbesondere Arzneimittel-Kombinationen, Vgl. Engelke (2009), S. 407 f.
[47] Vgl. Rostalski (2010), S. 97.
[48] Vgl. Coca u. a. (2009), S. 143 ff.
[49] Vgl. Engelke (2009), S. 265.

vermeiden. Somit wird in diesem Bereich ein Preiswettbewerb gefördert. Die Festbetragsregelung führte zwar zu Preissenkungen der Originalpräparate und zu einer steigenden Nachfrage nach Generika. Allerdings wurden die Preise für Arzneimittel, die nicht von den Festbeträgen erfasst waren, entsprechend erhöht, so dass der Effekt insgesamt neutralisiert wurde. Die Freistellung von Zuzahlungen und von Festbetragsgruppen gilt bereits seit 1995 auch für patentgeschützte Arzneimittel sowie für Arzneimittel, die eine therapeutische Verbesserung darstellen.[50] Das bedeutet auch, dass die Hersteller dieser Produkte weiterhin beliebig hohe Preise ansetzen dürfen. Um aber einen sinnvollen Zusammenhang zwischen dem Zusatznutzen des neuen Arzneimittels gegenüber alternativen Arzneimitteln und die Preisfestsetzung des Herstellers zu begrenzen, führte man 2007 im Rahmen des GKV-WSG sog. Arzneimittelhöchstpreise ein.

3.2.1.2 Höchstpreise

Die Arzneimittelhöchstpreise sind Instrumente zur Regulierung des Bereiches der innovativen Arzneimittel. Ähnlich wie beim Festbetrag wird die Höhe des von der Krankenversicherung erstatteten Betrages festgelegt. Im Unterschied zum Festbetrag werden die Höchstbeträge aber auf Basis von Kosten-Nutzen Bewertungen des Instituts für Qualität und Wirtschaftlichkeit im Gesundheitswesen (IGWiG) festgelegt. Liegt der Preis eines Arzneimittels oberhalb des Höchstbetrages und der Patient möchte es dennoch erhalten, so verpflichtet ihn das zur Leistung einer Aufzahlung in Höhe des Differenzbetrages.[51] Aktuell gilt für alle verschreibungspflichtigen Arzneimittel, die nicht von Zuzahlungen befreit sind, eine Arzneimittelzuzahlung in Höhe von 10%, mindestens jedoch 5 € und höchstens 10 €, ggf. können fest- und höchstbetragsbedingte Aufzahlungen anfallen. Es werden aber nur solche Arzneimittel einer Kosten-Nutzen-Bewertung unterzogen, für die es im Falle der Nicht-Erstattung eine zweckmäßige Alternative gibt.[52] Für die Höchstbeträge sind von ähnlichen Auswirkungen wie bei den Festbeträgen auszugehen. Wesentliche Unterschiede hierbei sind, dass die Arzneimittelhersteller mit ihren Produkten keinem generischen Wettbewerb ausgesetzt sind, da die Arzneimittel nach Einführung durch einen Patentschutz gewährleistet sind. Da kein regelmäßiger Rhythmus zur Überprüfung der Höhe der Höchstbeträge installiert ist, wird der von den Herstellern festgelegte Preis längerfristig Bestand haben. Für Patienten

---

[50] Vgl. Engelke (2009), S. 407 ff.
[51] Ausgenommen von jeglicher Regulierung der Erstattungshöhe, sind die Arzneimittel deren Kosteneffektivität erwiesen wurde, oder diejenigen für die es keine Therapiealternative gibt. Vgl. dazu. Engelke (2009), S. 433.
[52] Vgl. o. V (2008 a) http://www.konsumo.de/news/1126-Neue-Kosten-Nutzen-Bewertung-f%C3%BCr-Medikamente , [Zugriff am: 14.10.10].

besteht die Gefahr, dass die höchstbetragsbedingten Aufzahlungen so hoch ausfallen, dass insbesondere leistungsschwache Patienten es sich nicht leisten könne am medizinischen Fortschritt teilzunehmen.[53]

3.2.2 Aut-idem- Regelung

Sie ermöglicht dem Apotheker innerhalb bestimmter Regeln das vom Arzt verordnete Medikament durch ein preisgünstiges Generikum zu ersetzen.[54] Kreuzt ein Arzt auf einem Rezept das "Aut-idem"-Kästchen nicht an, muss der Apotheker anstelle des verordneten Original- Medikaments eines der drei preisgünstigsten Alternativ-Präparate an den Patienten abgeben. Dadurch greift die Aut-idem- Regelung in dem Entscheidungsprozess bei der Wahl des Arzneimittels ein. Diese Regelung sollte den Anteil der Generika an den Arzneimittelausgaben der gesetzlichen Krankenversicherung steigern. Durch den erhöhten Wettbewerb zwischen Generika und den Originalpräparaten sinken insgesamt die Preise und dies führt zu einem Preiswettbewerb.[55] Dieser Wettbewerb ist insofern wünschenswert, da mit Hilfe von Nachahmer- Präparaten (Generika) bis zu 93 Prozent des Preises für das Originalpräparat eingespart werden kann was zu Einsparungen bei den Ausgaben der Krankenversicherung führt.[56]

Zur **Umsetzung** der Aut-idem Regelung wurde nach therapeutischen Gesichtspunkten bestimmt, welche Darreichungsform (z.B. Tabletten, Kapseln usw.) wirkstoffbezogen austauschbar sind. Im Anschluss daran wird geprüft, ob mindestens fünf Präparate in dieser Gruppe fallen, und für Gruppen mit mindestens fünf Präparate die Grenze der Preisgünstigkeit kalkuliert.[57] Die sogenannte Drittellinie ist definiert als die obere Preislinie des unteren Preisdrittels einer Wirkstoffgruppe und kommt jeweils einmal im Quartal zur Anwendung. Im Anschluss daran bleibt den Herstellern die Möglichkeit, ihre Preise ggf. so anzupassen, dass sie ebenfalls dem unteren Drittel angehören. Stehen im unteren Preisdrittel weniger als fünf Arzneimittel zur Auswahl (5- er Regel), dann gilt jedes dieser Arzneimittel als preisgünstig.

---

[53] Vgl. Jaeckel (2006), S. 48 ff.
[54] Vgl. Dulle (2010), S. 454 f.
[55] Larisch (2010), http://www.netdoktor.de/Medikamente/Rund-ums-Medikament/Generika-Einsparungen-im-Gesun-9652.html ,[Datum des Zugriffs: 24.09.10].
[56]Grill (2010), http://www.netdoktor.de/Medikamente/Rund-ums-Medikament/Generika-Einsparungen-im-Gesun-9652.html, [Datum des Zugriffs: 24.09.10].
[57]„Ein Arzneimittel ist preisgünstig nach Satz 1 Nr.1, wenn sein Preis unter Berücksichtigung identischer Wirkstärke und Packungsgröße sowie austauschbarer Darreichungsformen das untere Drittel des Abstandes zwischen dem Durchschnitt der drei niedrigsten Preise und dem Durchschnitte der drei höchsten Preise wirkstoffgleicher Arzneimittel nicht übersteigt" vgl. Engelke (2009), S. 359f.

Zum einen bietet die Aut- Idem- Regelung ein großes Potential an Kosteneinsparungen um dieses zu realisieren, sind die Ärzte jedoch nicht verpflichtet das Originalpräparat zu ersetzen. Das ist auch vor dem Hintergrund verständlich, da die Patienten sich oftmals nicht gerne auf ein neues Medikament einstellen lassen, das sie bis dato noch nicht benutzt haben. Hier ist demzufolge die Compliance des Patienten gefährdet.[58] Die tatsächliche Ausschöpfung des Generikapotentials, durch die Aut-idem Regelung blieb demnach hinter den Erwartungen des Gesetzgebers zurück.[59]

Man kann sich an dieser Stelle fragen, welchen Zweck die Aut-idem- Regelung erfüllt, wenn man die Erstattungsgrenze der GKV bereits durch die Festbetragsregelung begrenzt hat. Zum einen unterscheiden sich diese in ihrer Zielsetzung. Während die Festbetragsregelung auf die Stärkung des Wettbewerbs ausgerichtet ist, will die Aut- idem- Regelung in erster Linie die Substitution teurer Präparate durch Generika erhöhe, dadurch erhöht sich der Druck auf die höher- preisigen Arzneimittel, so dass von dieser Substitutionsregelung ein zusätzlicher Wettbewerb ausgeht.[60] Zum anderen stimmt die Grenze der Substitution beider Instrumente nicht überein. Grund hierfür sind die unterschiedlichen Berechnungsweisen dieser Grenze. Es kann also vorkommen, dass ein Arzneimittel unter der Aut- idem- Regelung nicht als preisgünstig eingeordnet wird, obwohl sein Preis unterhalb des Festbetrages festgesetzt wurde. Der Mechanismus zur Bestimmung der Drittellinie kann u.a. eine Preisspirale auslösen, z. B. werden sich die unteren Durchschnittspreise so lange nicht ändern, bis sich die preisgünstigen Anbieter sicher vor der Konkurrenz fühlen. Mit der Annäherung der Konkurrenten, die versuchen werden ihre Preise an das untere Drittel anzunähern, ändern sich auch die oberen Durchschnittswerte. Durch Reaktionsverbundenheit zwischen den Herstellern treiben sie ihre Preise wechselseitig in die Höhe und enden bei einer der langfristigen Durchschnittskosten entsprechenden Preissetzung. Ein Endpunkt des Prozesses ist dort zu erwarten, wo der Preis den langfristigen Durchschnittskosten des Anbieters mit der fünftbesten Produktionseffizienz entspricht, da die Aut- idem- Regelung ansetzt, wenn im unteren Preisdrittel weniger als fünf Arzneimittel zur Wahl stehen. Erhöht in diesem Zusammenhang einer der verbleibenden Anbieter seinen Preis, so setzt er weder einen komparativen Vorteil aufs Spiel noch droht ihm der Substitutionszwang. In der Folge könnten die anderen Anbieter nachziehen und damit eröffnet sich die Möglichkeit, das Preisniveau

---

[58] Vgl. Hoening (2010), http://www.rp-online.de/wirtschaft/news/Ab-Donnerstag-droht-Aerger-in-der-Apotheke_aid_838464.html , [Datum des Zugriffs: 09.10.10].
[59] Schreyögg (2004), S. 23 ff.
[60] Engelke (2009), S. 362 f.

wieder anzuheben. Die Grenze der Steigung des Preisniveaus ist dann erreicht, wenn ehemals ausgeschiedenen Hersteller einen Wiedereinstieg erwägen. Die Preisspirale ist eine mögliche Konsequenz auf die Drittellinie im Rahmen der Aut- idem- Regelung zur Preisfestsetzung. Aus der Gesetzgebung heraus ergeben sich aber Ausweichstrategien für die Hersteller. Eine in der Praxis beobachtete Strategie besteht darin, dass die Hersteller parallel zu den von Ihnen angebotenen Produkten identische „Dummy Präparate" führen.[61] Da bei Festsetzung der Drittellinie die Extremwerte (die teuersten und die günstigsten Präparate) berücksichtigt werden, haben die Hersteller die Möglichkeit, die Preise für ihre Dummy-Präparate so unnatürlich hoch zu setzen, dass ggf. die Drittellinie so manipuliert wird, dass der gesamte reguläre Markt im unteren Preisdrittel und damit u.U. außerhalb der Substitution liegt. Insgesamt führt die die Drittellinie dazu, dass die Hersteller den Anreiz haben ihre Preise so zu senken, dass ihr Produkt im unteren Preisdrittel liegt. Obwohl der Gesetzgeber mit der wirtschaftlichen Arzneimittelwahl veranlassen wollte, ist diese nach wie vor abhängig von dem Eigeninteresse des jeweiligen Marktteilnehmers.[62] Bei der Abschätzung der fiskalischen Effekte ist zu beachten, dass zwischen den Reformoptionen Wechselwirkungen bestehen. Eine Senkung der Festbeträge reduziert z. B. das Einsparpotential einer Reform der Aut-idem-Abgabe. Wenn der Festbetrag im Grenzfall das Niveau des preiswertesten wirkstoffgleichen Medikamentes erreicht, mag eine Arzneimittelsubstitution durch den Apotheker der GKV keine Auswirkungen haben.[63]

3.2.3 Parallelimporte

Bei Importarzneimitteln handelt es sich um Originalpräparate, die für den ausländischen Markt bestimmt sind, infolge des freien Warenhandels innerhalb der EU jedoch auch im inländischen Handel zugelassen sind. Werden Arzneimittel im Ausland – sei es aufgrund staatlicher Preisregulierung oder niedriger Lohn- oder Herstellkosten günstiger angeboten, können durch einen Import des Arzneimittels aus dem Ausland Arbitragegewinne realisiert werden.[64] Im Rahmen des GMG wurden Importquoten festgelegt, bei deren Nichteinhaltung die Apotheken mit Regressforderungen rechnen mussten. Es wurde bestimmt, dass nur noch solche Importarzneimittel in die Erfüllung der Importquote mit eingerechnet werden, deren Apothekenabgabepreis mindestens 15% oder 15 Euro niedriger ist als der des deutschen Bezugsarzneimittels. Importarzneimittel, die diesen Preisabstand nicht einhalten, dürfen die Apotheken

---

[61] Vgl. Schryögg (2004), S. 23 f.
[62] Vgl. Engelke (2009), S. 354 f.
[63] Vgl. Wille (2002), S. 41 ff.
[64] Vgl. Engelke (2009), S. 422.

in ihrem eigenen Interesse einer Maximierung der Handelsmarge weiterhin abgeben, sie werden aber nicht in die Importquotenberechnung einbezogen.[65] Somit ergeben sich Vorteile für die Krankenkasse, da diese einer der wenigen Maßnahmen ist, die einen Wettbewerb auch auf der Ebene von patentgeschützten Arzneimitteln möglich macht und zu Einsparungen für die GKV führt.[66] Als nachteilig ist aber zu erwähnen, dass Parallelimporte den Anreiz für Hersteller nehmen, Innovationen und Patente zu entwickeln, weil nur ein voll ausgebauter Patentschutz und das Verbot von Parallelimporten Unternehmen ermöglicht ihre enormen Investitionen in Forschung und Entwicklung zu finanzieren und sich so im weltweiten Innovationsmarkt zu behaupten. Auch der Europäische Gerichtshof setzt Fragezeichen in Bezug auf mögliche Wettbewerbseffekte der Parallelimporte im Arzneimittelmarkt.[67]

3.2.4 Arzneimittelbudget

Zu den stärksten Steuerungsinstrumenten gegen den hohen Ausgabenzuwachs im Arzneimittelbereich zählen solche Maßnahmen, die das Honorar eines Arztes mit dem Volumen seiner Verordnung bzw. der Gesamtvergütung der Ärzte innerhalb einer Kassenärztlichen Vereinigung mit dem gesamten Volumen der Verordnung in Verbindung setzt.[68] Hierzu gehört die Budgetierung. Arzneimittelbudgets definieren Obergrenzen für das ärztliche Verordnungsvolumen und regeln, welche Konsequenzen eine Überschreitung der Obergrenze hat. Ärzte, die diese Werte überschreiten, müssen einen Teil der Mehrkosten selbst tragen. Unterschreiten die Medikamentenausgaben einer Krankenversicherung den festgelegten Betrag, zahlen Krankenkassen einen Bonus an diese Krankenversicherung. Diese verteilt den Bonus an die wirtschaftlich verordnenden Ärzte. Die Arzneimittelbudgetierung führte zu zahlreichen Kostenverlagerungen in andere Gesundheitsbereiche, z.B. überwiesen Hausärzte vermehrt ins Krankenhaus oder zum Facharzt.[69]

3.2.5 Rabattvereinbarungen

Eine der aktuellsten Regelung betraf die Krankenkassen, denen die Möglichkeit eingeräumt wurde, seit Januar 2003 dezentrale Preisverhandlungen mit den Arzneimittelherstellern aufzunehmen und in Ergänzung zu den bereits erwähnten Abschlägen zusätzliche Rabatte auf

---

[65] Vgl. Engelke (2009), S. 431f.
[66] Vgl. Henke (2010),
http://www.medizinfo.de/pressemitteilungen/17.05.2010/Gutachten%20Importarzneimittel.pdf , [Datum des Zugriffs: 09.10.10].
[67] Vgl. o. V. (2008 b), http://www.interpharma.ch/de/pdf/iph_themendossier_1_08_parallelimport_final.pdf , [Datum des Zugriffs: 09.10.10].
[68] Vgl. Li- Fang Chou (1993), S. 47.
[69] Vgl. Schreyögg (2004), S. 33 f.

den offiziellen Listenpreis zu vereinbaren. Zu diesem Zweck erhielten die Kassen die Möglichkeit, Wirkstoffkombinationen mit einem hohen Verordnungsvolumen gegenüber den Arzneimittelherstellern auszuschreiben. Die Hersteller konnten dann den Kassen fixe, umsatzbedingte oder nach Mengen gestaffelte Rabatte anbieten und sich im Gegenzug bestimmte Absatzmengen garantieren lassen. Die Abrechnung erfolgt direkt zwischen den Kassen und den Herstellern. Ein Problem bestand jedoch darin, dass weder die Ärzte noch die Apotheker dazu verpflichtet waren, die Rabattverträge zu berücksichtigen. Eine systematische Umlenkung der Verordnungsvolumen auf die rabattierten Produkte war daher nicht gewährleistet, weshalb einerseits nur wenige Kassen eine Chance darin sahen, über die Rabattverträge merkliche Einsparungen zu realisieren, und andererseits auch die Arzneimittelhersteller kein Interesse an diesen Verträgen hatten, da ihnen die Kassen über eine Steigerung der Absatzzahlen auch keine Umsatzsteigerungen in Aussicht stellen konnten. Da zudem der Kontrahierungszwang der Kassen zum Angebot sämtlicher zugelassener Arzneimittel erhalten blieb, hatten die Krankenkassen auch keine Möglichkeit, die Arzneimittelhersteller im Falle einer Rabattverweigerung durch einen Erstattungsausschluss zu sanktionieren. Von der Möglichkeit der Rabattverhandlungen wurde daher so gut wie kein Gebrauch gemacht.[70] Als die Apotheken durch das GKV- WSG zum 1. April 2007 aber dazu verpflichtet wurden, die individuellen Rabattverträge der Krankenkasse mit den Arzneimittelherstellern bei der Aut-idem- Substitution zu berücksichtigen, gewannen diese schlagartig an Bedeutung, da sie den Kassen ermöglichten kassenindividuelle Positivlisten einzuführen.[71] Angenommen ein Arzneimittel wäre ohne Rabattvereinbarungen gemäß der Bestimmungen der Aut-idem- Regelung als nicht preisgünstig anzusehen und könnte somit vom Apotheker durch ein preisgünstiges Arzneimittel substituiert werden, dann können die Krankenkassen diese Substitution durch den Abschluss eines Rabattvertrages verhindern und die Leistung ihrer Kasse infolge der Verpflichtung der Apotheker zur Beachtung der Rabattverträge auf das konkrete Arzneimittel beschränken. Verhandeln die Kassen die Rabatte nur für sich selbst und stimmen die Verträge kassenübergreifend nicht überein, ergeben sich daher unterschiedliche Leistungskataloge im Sinne kassenindividueller Positivlisten. Da die Kassen somit die Möglichkeit erhielten, im Arzneimittelbereich ihre Leistungspflicht einzuschränken, nahm die Zahl an teilnehmenden Kassen zu, was letztlich

---

[70] Vgl. Engelke (2009), S. 430.
[71] Vgl. Pflaum (2009), S. 32 f.

eine Abdeckung von 18% der 110.000 apothekenpflichtigen Arzneimittel bedeutete.[72] Größte Kritik an den Rabattverträgen ist, dass große Krankenkassen bessere Verträge für ihre Versicherten mit den Herstellern aushandeln können als kleinere Krankenkassen. Daraus ergibt sich auch die Gefahr, dass einige wenige Krankenkassen (Oligopol) eine Marktmacht innehaben, was zu einer expliziten Preisabsprache und Wettbewerbsverzerrungen führen kann.[73] Somit werfen Rabattvereinbarungen sowohl kartellrechtliche als auch wettbewerbsrechtliche Probleme auf, die noch zu regeln sind. Des Weiteren kommt es aufgrund der rabattvertragsbedingten Präparatumstellungen zu einer Beeinträchtigung der Therapietreue und zu einer erhöhten Anzahl an Therapieabbrüchen bei den Patienten wodurch Folgekosten entstehen, die mögliche Einspareffekte aufzehren kann.[74]

4. Fazit:

Wie die vorangegangenen Ausführungen deutlich gemacht haben kann auf unterschiedliche Weise in die Dynamik der Arzneimittelversorgung eingegriffen werden. Der Staat kann mit dirigistischen Eingriffen festlegen, für welche Arzneimittel eine Erstattung der Ausgaben durch die Krankenkasse erfolgt und somit am Wettbewerbsparameter Menge ansetzen durch z. B. Negativ- oder Positivlisten oder er kann am Wettbewerbsparameter Preis ansetzen. Beispielsweise kann er durch Selbstbeteiligungen die Bürger zu mehr Eigenverantwortung heranziehen, Ärzte durch vorgegebene Budgets zu einem wirtschaftlichen Verhalten anhalten oder Apotheken und Hersteller durch Rabattvereinbarungen und Aut- idem- Regelungen da hingehend steuern ihre Preise zu senken. Bei der Beurteilung einzelner Steuerungsinstrumente ist aber zu berücksichtigen, dass eine Vielzahl parallel und teilweise überschneidender Instrumente Einfluss auf die Arzneimittelausgaben nimmt. Darüber hinaus fehlt es an Sanktionen so dass die Wirkung der Steuerungsinstrumente abhängig von der freiwilligen Ausübung der Marktteilnehmer ist. Demnach sind konkrete Aussagen über die Auswirkungen des Einsatzes von Steuerungsinstrumenten nur eingeschränkt möglich. Auch in Zukunft wird der Arzneimittelsektor demzufolge eine Herausforderung für gesundheitsökonomische Überlegungen darstellen.

.

---

[72] Vgl. Faber (2007), http://www.vdpp.de/positionen/arzneimittelpolitik/rabattvetraegehintergrund.html, [Datum des Zugriffs: 24.09.10].
[73] Vgl. Buchberger (2010), S. 10 f., dazu auch Greß u.a. (2008), http://www.econstor.eu/dspace/bitstream/10419/32107/1/587386770.pdf, [Datum des Zugriff: 11.10.10].
[74] Vgl. o. V. (2010), S. 27., dazu auch Pflaum (2009), S. 65.

Literaturverzeichnis

[Berger (1974)], Berger Matthias J.: Die Arzneimittelversorgung durch Apotheken, Dissertation, Universität Mainz 1974, S. 9.

[Bever- Breitenbach (1991)], Bever –Breitenbach, Nicoline: Arzneimittel- Festbeträge, Dissertation, Uni Bochum, Bochum 1991.

[Boom (1993)], Boom, Anette: Nationale Regulierung bei internationalen Pharma-Unternehmen; Nomos Verlagsgesellschaft, Baden-Baden, 1993.

[Buchberger (2010)], Buchberger, Dietmar: Mittelständische Generika- Anbieter gegen Wettbewerbsverzerrungen im Arzneimittelmarkt, in: pharmazeutische Industrie, Editio Cantor Verlag, Aulendorf 2010, Nr.1, S. 10-11.

[Coca u.a. (2009)] Coca, Valentina, Nink, Katrin, Schröder, Helmut (2009): Ökonomische Aspekte des deutschen Arzneimittelmarktes 2008, in: Schwabe, Ulrich/Paffrath, Dieter (Hrsg.): Arzneiverordnungs-Report 2009. Aktuelle Daten, Kosten, Trends und Kommentare, Springer Verlag, Berlin u. a. 2009., S. 143-200.

[Dulle (2010)], Dulle, Silke: Aut-idem- eine Verordnung mit Nebenwirkungen, in: Pharmazeutische Industrie, Editio Cantor Verlag, Aulendorf 2010, Nr. 3, S. 454- 457.

[Engelke (2009)], Engelke, Ulrich: Regulierung der Arzneimittelversorgung in der gesetzlichen Krankenversicherung, Schriften der Gesundheitsökonomie, Band 63, Verlag PCO Bayreuth 2009.

[Faber (2007)], Faber, U.: „Rabattverträge: die Hintergründe", Rundbrief 68 des Verein demokratischer Pharmazeuten und Pharmazeutinnen, [im Internet unter der URL: http://www.vdpp.de/positionen/arzneimittelpolitik/rabattvetraegehintergrund.html, [Datum des Zugriffs: 24.09.10].

[Fehl/ Oberender (1999)], Fehl, Ulrich; Oberender Peter: Grundlagen der Mikroökonomie, 7. Auflage, Vahlen Verlag, München 1999, S. 67-70.

[Greß u.a. (2008)], Greß Stefan; Klaucke, Lena; Kötting, Cosima; May, Uwe; Wasem, Jürgen, Preisregulierung von verschreibungspflichtigen Arzneimitteln in der gesetzlichen

Krankenversicherung nach dem GKV- Wettbewerbsstärkungsgesetz, im Internet zu finden unter der URL: http://www.econstor.eu/dspace/bitstream/10419/32107/1/587386770.pdf, [Zugriff am 11.10.2010].

[Grill 2010], Grill, Markus, Einladung zur Manipulation, in : Spiegel online, http://www.netdoktor.de/Medikamente/Rund-ums-Medikament/Generika-Einsparungen-im-Gesun-9652.html, (Zugriff: 24.09.2010)

[Gottschalk (2006)], Gottschalk, Claudia: Aufbau und Funktion des Pharmamarktes, Grin Verlag, Norderstedt, 2006, S. 1-9.

[Henke (2010)] Henke, Klaus- Dirk, zu den volkswirtschaftlichen Auswirkungen einer Einbeziehungen der Parallelimporteure in die geplante Erhöhung des Zwangsrabattes für Arzneimittelhersteller von 6 auf 16 Prozent, im Internet zu finden unter der URL: http://www.medizinfo.de/pressemitteilungen/17.05.2010/Gutachten%20Importarzneimittel.pd f, [Datum des Zugriffs: 09.10.10].

[Hoening (2010)], Hoening, Anke: Ab Donnerstag droht Ärger in der Apotheke, im Internet zu finden unter der URL: http://www.rp-online.de/wirtschaft/news/Ab-Donnerstag-droht-Aerger-in-der-Apotheke_aid_838464.html, [Zugriff am 09.10.10].

[Hummel (1999)], Hummel, Karin: Möglichkeiten, Grenzen der Ermittlung von Preis- und Mengenindizes für das deutsche Gesundheitswesen, Europäische Hochschulschriften, Peter Lang Verlag, Reihe V Volks- und Betriebswirtschaft, Band 2511, Frankfurt u. a, 1999.

[Kietzmann (2010], Kietzmann, Desiree, Kassen pochen auf Negativliste für Arzneimittel, im Internet unter der URL: http://www.apotheke-adhoc.de/Nachrichten/Politik/12287.html, [Datum des Zugriffs: 08.10.10]

[Larisch (2010)], Larisch, Katharina, Generika- Einsparungen im Gesundheitssystem, im Internet unter der URL: http://www.netdoktor.de/Medikamente/Rund-ums-Medikament/Generika-Einsparungen-im-Gesun-9652.html,[Datum des Zugriffs: 24.09.2010].

[Li- Fang Chou (1993)], Li Fang Chou: Selbstbeteiligung bei Arzneimitteln aus ordnungspolitischer Sicht: das Beispiel der Bundesrepublik Deutschland, Finanzwissenschaftliche Schriften, Band 55, Peter Lang Verlag, Frankfurt u. a. 1993.

[Lipsey/ Lancaster (1956)], Lipsey, R. G., Lancaster Kelvin: The General Theory of Second Best, im Internet unter der URL: http://links.jstor.org/sici?sici=00346527%281956%2F1957%2924%3A1%3C11%3ATGTOS B%3E2.0.CO%3B2-2., [Datum des Zugriffs: 06.10.10].

[MPS (1989)], Medizinisch Pharmazeutische Studiengesellschaft (Hrsg.): Handwörterbuch des Gesundheitswesens, 1.Aufl., Baden Baden 1989.

[o. V. (2008a)], o. V.: Neue Kosten-Nutzen-Bewertung für Medikamente, [im Internet unter der URL: http://www.konsumo.de/news/1126-Neue-Kosten-Nutzen-Bewertung-f%C3%BCr-Medikamente, [Datum des Zugriffs: 14.09.10].

[o. V. (2008b)], o. V.: Parallelimporte von Arzneimitteln: schaden für Wirtschaft und Patienten- kaum Auswirkungen auf Preise, zu finden im Internet unter der URL: http://www.interpharma.ch/de/pdf/iph_themendossier_1_08_parallelimport_final.pdf, [Zugriff am 09.10.10].

[o. V. (2010)], o. V.: Rabattverträge sparen Krankenkassen 850 Millionen Euro, in: Deutsche Apotheker Zeitung, 150. Jahrgang, Nr. 28, S. 27.

[Pflaum (2009)], Pflaum, Julia: Rabattverträge nach § 130a Abs. 8 SGB V und der deutsche Arzneimittelmarkt, Diplomica Verlag, Hamburg 2009.

[Rieser (2000)], Rieser, Sabine: Entwurf der neuen Negativliste: „Tradition mangelnder Traute", im Internet unter der URL: http://www.aerzteblatt.de/v4/archiv/artikeldruck.asp?id=24277, [Datum des Zugriffs: 08.10.10]

[Roos (1990)], Roos, Birgit: Die Funktionsfähigkeit des Wettbewerbs auf den Arzneimittelmärkten der Bundesrepublik Deutschland: eine Analyse auf der Basis des Koordinationsmängelkonzepts, Empirische Wirtschaftsforschung, Band 18, Lit Verlag, Münster 1990.

[Rostalski (2010)], Arzneimittelversorgung 2010- Quo vadis?, in: Die Ersatzkasse, Nr.3, S. 97-100.

[Ruhr (1978)], Ruhr, Paul- Albert: Marktransparenz auf dem Arzneimittelmarkt, Europäische Hochschulschriften: Reihe 5, Volks- und Betriebswirtschaft, Band 200, Lang Verlag, Frankfurt am Main 1978.

[Schreyögg u.a.(2004)], Schreyögg Jonas, Henke, Klaus D.; Busse Reinhard: Managing pharmaceutical regulation in Germany: overview and economic assessment,im Internet unter der URL: www.ww.tu-berlin.de/diskussionspapiere/2004/dpa06-2004.pdf [Zugriff am 15.08.10].

[Schulenburg u.a. (2003)], Schulenburg, Graf-J. Matthias; Kulp, Werner; Greiner, Wolfgang: Gesundheitsreformen in Deutschland: Aktuelle Entwicklungen und Vierte Hürde, in: Breuer Robert u.a. (Hrsg.): Strategien für das Pharma- Management, Gabler Verlag, Wiesbaden 2003.

[Sutter (1982)], Sutter, Hansruedi: Preisregulierung bei Arzneimitteln- Auswirkungen auf die Gesundheitsausgaben in der Schweiz, Studien zur Gesundheitsökonomie, Pharma Information, Schweiz 1983.

[Wenzel (1986)], Wenzel O.: Marktstrategien multinationaler Pharmaunternehmen und die Arzneimittelmärkte der Dritten Welt, Frankfurt am Main, europäische Hochschulschriften, Band 760, Peter Lang Verlag, 1986, S. 33- 40.

[Wille (2002)], Wille Eberhard: Steuerungsinstrumente der arzneimittelausgaben, in: Wille; Eberhard, Albring, Manfred (Hrsg.), Konfliktfeld Arzneimittelversorgung, Peter Lang Verlag, 2002, S. 35- 47.

[Wüstrich (1994)], Wüstrich, Thomas: Wettbewerb und soziale Krankenversicherung, Schriften zur Gesundheitsökonomie, Band 11, Verlag P.C.O., Bayreuth 1994.